Der Schlüssel zur Selbstliebe

Selbstliebe Buch und Ratgeber

Selbstliebe lernen und stärken

Mehr Selbstbewusstsein im Alltag

©2018, Leoni Herzig

3. Auflage

Alle Rechte vorbehalten.

Kein Teil aus diesem Buch darf in irgendeiner Form ohne Genehmigung des Autors reproduziert werden.

Einleitung	5
Technik 1:	12
Eigenverantwortung übernehmen und aus dem Täter-Opfer-Kreis entfliehen	12
Technik 2:	21
Sich angemessen selbst Belohnen	21
Technik 3:	31
Ziele formulieren	31
Technik 4	37
Stärken definieren	37
Traumreise:	41
Technik 5	47
Das Glückstagebuch und die Glücksbohnen	47
Technik 6	61
Die Umwelt gestalten und Freunde finden	61
Technik 7	75
Die Umwelt positiv gestalten	75
Technik 8	82
Sich selbst pflegen	82

Technik 9	**89**
Mut zur Lücke	**89**
Technik 10	**99**
Aus Fehlern lernen	**99**
DIE SPIEGEL-ÜBUNG:	101
Schlusswort	**108**

Einleitung

Warum komme ich dazu, dieses Buch zu schreiben?

Das ist eine sehr gute Frage. Ich gehe davon aus, dass ein gutes Selbstwertgefühl bzw. eine gesunde Selbstliebe dazu beiträgt diese Welt zu einer besseren zu machen.

Zumindest ist dies der Fall schon mal für einen selbst. Also die eigene Welt wird definitiv besser, wenn man den Blick entsprechend verändert.

Ich selbst war nicht immer so glücklich und zufrieden mit mir und meinem Leben, wie es jetzt der Fall ist. Beruflich arbeite ich sehr viel mit Menschen die Probleme mit ihrem Alltag bzw. der Bewältigung der alltäglichen Aufgaben haben und nicht selten liegen die Ursachen dieser Probleme darin, dass diese Menschen nie gelernt haben an sich selbst zu glauben oder sich selbst zu lieben.

Um im folgenden Buch nun tiefer rein zu gehen, wie man sich selbst lieben kann oder wie man sich selbst mehr wertschätzen kann, kommt man nicht daran vorbei die Ursachen zu analysieren und sich selbst zu hinterfragen.

Vorab möchte ich jedoch erwähnen, dass ich gelernt habe stets nach vorne zu blicken und ich deshalb auch gar nicht so viel in der Vergangenheit herumstochern möchte.

Was geschehen es ist geschehen und damit sollte man seinen Frieden finden. Sicher kann man sich über manches in der Vergangenheit ärgern, es bereuen oder darüber traurig sein.

Die Frage allerdings ist auch entscheidend, ob man diese Dinge ändern kann. Ändern kann man meiner Meinung nach nur die Dinge, die in der Zukunft bzw. im Hier und Jetzt geschehen. Man muss also irgendwie seinen Frieden finden mit dem, was passiert ist.

Dies geschieht einerseits, indem man akzeptiert was man nicht ändern kann und andererseits, indem man versucht besser zu machen was man hätte besser machen können. Das Leben ist ein ständiger Prozess, eine stetige Entwicklung. Alles was wir tun ist eine Übung für das Nächste.

Wenn man dabei konsequent versucht immer das Beste daraus zu machen und gleichzeitig mögliche Fehler untersucht, ehrlich hinterfragt und nach Verbesserungsmöglichkeiten strebt, dann kann es buchstäblich nur noch besser werden.

Ich selbst habe früher in meiner Jugend auch oft zu kämpfen gehabt. Ich war eine Außenseiterin, ein Nerd, manche würden sagen ein Loser. Vielleicht hat es daran gelegen, dass mein Vater sehr streng war oder daran, dass ich mit neun Jahren eine Brille bekommen habe und Angst hatte sie könnte kaputtgehen.

Doch ich habe es geschafft heute eine sehr erfolgreiche Geschäftsfrau zu sein, ich bin mit einem wunderbaren Mann verheiratet, ich kann jetzt Urlaub machen, wo ich möchte und wenn die Waschmaschine einmal kaputt geht, mache ich mich nicht verrückt, weil genug auf dem Konto ist und ich es ohne Probleme bezahlen kann.

Im Übrigen bin ich heute meinem Vater sehr dankbar, dass er manchmal so hart zu mir war.
Vielleicht geht es Ihnen auch so,
dass rückblickend manches Negatives heute für Sie sogar positive Folgen hat.

Mir ist es ein Anliegen, dass es Ihnen auch einmal so geht und Sie glücklich leben können – wenn Sie es wünschen. Schritt für Schritt werden Sie es schaffen beruflich erfolgreich zu sein, in der Liebe glücklich zu werden, den oder die Partner/in zu finden wie Sie sich es wünschen und mit Ihrem

Leben Rund-um-zufrieden zu sein. Allerdings möchte ich Ihnen nicht die Illusion vermitteln, dass dies ohne Ihr Zutun geschieht.

Man sagt, aller Anfang ist schwer und man sagt, auch oft man muss bei sich selbst anfangen. Nun, es ist so, da brauche ich mir nichts vormachen.

Wenn man diese Tatsache nicht wahrhaben möchte und man auch glaubt, man müsse nichts für sein Glück tun, so können Sie dieses Buch schon jetzt schließen und zur Seite legen.

Sollten Sie jedoch Ihr Leben wirklich verbessern wollen und an sich arbeiten, so gratuliere ich Ihnen schon jetzt für diese Entscheidung. Unabhängig davon, ob die wertvollen Tipps in diesem Buch Ihnen helfen werden, sind Sie mit dieser Einstellung garantiert auf den richtigen Weg.

Ich kann Sie aber auch noch weiter beruhigen, denn mit den Techniken und Tricks wie Sie in dem folgenden Buch gezeigt werden, werden sie mit Sicherheit mehr Selbstwertgefühl und mehr Selbstvertrauen, Selbstliebe und Erfolg in Ihrem Leben haben. Mit Ihrem Leben meine ich alle Bereiche, die für Sie von Bedeutung sind. Ob dies Familie, Partnerschaft, Hobbys, Freunde, Beruf oder sonstiges ist.

Ich möchte mit diesem Buch dazu beitragen die Welt zu verbessern, weil ich der Meinung bin, dass kein Mensch unnötig unglücklich sein muss, weil er der Meinung ist, dass er es aus irgendwelchen, nicht nachvollziehbaren Gründen nicht wert sei, im Leben Glück und Erfolg zu haben.

Technik 1:

Eigenverantwortung übernehmen und aus dem Täter-Opfer-Kreis entfliehen

Wie kommt es aber, dass manche Menschen ein erfolgreiches Leben führen und manche Menschen scheinbar immer Pech haben? Haben Sie sich diese Frage auch schon einmal gestellt?

Ich sage Ihnen, es gibt verschiedene Gründe. Auf einen möchte ich nun besonders eingehen. Dieser Grund ist die Ursache für die meisten Probleme, die die Menschen haben, die zu mir kommen und mich um Hilfe bitten. Die Ursache liegt darin, immer anderen die Schuld zu geben und nie bei sich selbst zu schauen.

Dabei könnte es so einfach sein. In der Politik ist dies ein häufig zu beobachtendes Phänomen, dass die eine Partei der anderen Partei die Schuld gibt, warum es Missstände gibt.

So lenkt man wunderbar von seinen eigenen Problemen ab und der andere bzw. die andere Partei muss sich nun erst einmal rechtfertigen.

Jemand anderem die Schuld zu geben ist also ein tolles Mittel, wenn man auf Zeit spielt und nichts wirklich verändern möchte. Man erlebt es auch im Kleinen,

zum Beispiel wenn sich in einer Partnerschaft Mann und Frau streiten.

Der Mann sagt, das Problem ist so und so wegen dir, liebe Frau, die Frau sagt das ist nur so wegen dir lieber Mann. Geändert wird dabei allerdings nichts, nur dass beide Partner immer mehr enttäuscht werden und erschöpft irgendwann vor einem Trümmerhaufen stehen.

In meiner Praxis erlebe ich es oft, dass meine Klienten behaupten jemand anderes sei an ihrem Unglück schuld. Tatsächlich ist es oft so, dass Fehler in der Erziehung durch die Eltern dazu geführt haben, dass man in der Kindheit eine schlechte Erfahrung machen musste.

Erinnern wir uns aber an die Worte die ich eingangs erwähnte, man muss wissen, was man ändern kann und was nicht. Den Eltern oder der Kindheit die Schuld zu geben mag zwar berechtigt sein aber helfen und vorwärts bringen tut dies nicht. Eher im Gegenteil:

man hält sich so sehr damit auf das man den Blick für das Hier und Jetzt vergisst. Und das schlimme daran ist, es kann ein Teufelskreis entstehen, wenn man immer jemand anderem die Schuld am eigenen Unglück gibt.

Was muss man also tun, um diesen Teufelskreis zu unterbrechen? Nun, das ist im Prinzip ganz einfach. Zunächst einmal muss man achtsam sein und genau aufpassen, wenn man in die Falle tappt und man merkt, dass man gerade dabei ist diesen Fehler zu begehen.

Selbsterkenntnis ist der erste Schritt. Wenn man merkt, dass man die Fehler nicht bei sich selbst sucht, sondern gerade dabei ist andere dafür zu verurteilen wie sie einen behandelt haben oder was sie einem angetan haben, dann sollte man den Blick auf sich richten.

- Was ist mein Anteil an dem Geschehen?
- Was habe ich dazu beigetragen, dass die Situation so ist, wie sie jetzt ist?
- Hat mein Gegenüber vielleicht einen guten Grund, warum er so zu mir ist, weil ich vielleicht ihn dazu gebracht habe?
- Was habe ich davon, jemand anderem die Schuld zu geben?
- Was kann ich tun, um die Situation zu ändern?

Mit diesen Fragen lässt sich schon mal die Perspektive ändern. Man muss erkennen, dass man nicht immer nur ein Opfer ist, sondern auch gleichzeitig ein Täter. Eigentlich sollte man aufhören die Welt einzuteilen in Opfer und Täter, da jeder Mensch in gewisser Weise beides ist und diese Unterscheidung einem in Wahrheit nicht wirklich hilft.

Allerdings hilft es sich selbst nicht, als Opfer zu sehen. Der richtige Schritt aus dieser Falle besteht also darin, Eigenverantwortung zu übernehmen. Sie sind für Ihr Leben selbst verantwortlich.

Wenn jemand anderes über Sie entscheidet, dann haben Sie zuallererst entschieden, dass dieser andere Mensch über Sie entscheiden darf. Auslöser sind Sie. Egal was der andere nun macht, er macht es, weil Sie es Ihm erlauben.

Wenn Sie damit nicht zufrieden sind so sollten Sie eine neue Entscheidung treffen nämlich selbst zu entscheiden.

Sagen Sie Schluss mit der Ungerechtigkeit ich fange nun an selbst zu entscheiden, weil ich selbst weiß was mir am besten Gut tut.

Wenn Sie nicht wissen was Ihnen am besten Gut tut, so sollten Sie sich ein paar Fragen stellen und in sich gehen. Nehmen Sie sich die Zeit und schreiben Sie zehn Dinge auf, die Sie gerne mögen. Schreiben Sie zum Beispiel auch zehn Eigenschaften auf die Sie an sich mögen.

Sollten Sie sich unsicher sein so fragen Sie einfach Ihre Freunde oder Ihre Familie was Sie an Ihnen schätzen.

Dazu komme ich aber später noch einmal genauer darauf zu sprechen in **Technik 4.**

Übrigens sind Sie schon auf dem richtigen Weg Verantwortung für sich selbst zu übernehmen, da Sie sich mit sich selbst auseinandersetzen und dieses Buch lesen. Gerade jetzt in diesem Moment wo Sie diese Zeilen lesen haben Sie entschieden Ihr Leben zu verändern, zu verbessern und für sich selbst zu sorgen.

Machen Sie weiter, Sie sind auf dem richtigen Weg. Man sagt nicht umsonst, jeder ist seines Glückes eigener Schmied.

Zusammenfassung:

- **die (positive) Veränderung fängt bei einem selbst an**
- **Sie beeinflussen immer Ihre Umwelt und können diese verändern**

- **Sie sind kein Opfer, es sei denn Sie haben sich entschieden ein Opfer zu sein**
- **wenn Sie nichts tun, tut sich nichts und wenn doch, dann nicht so wie Sie es wollen**

Technik 2:

Sich angemessen selbst Belohnen

Überlegen Sie sich nun im nächsten Schritt einmal, wie sie sich selbst belohnen. Sich selbst zu belohnen ist keinesfalls verwerflich. Es ist eine gute Methode Wertschätzung auszudrücken, indem man zum Beispiel Geschenke macht.

Würden Sie jemanden etwas schenken, von dem Sie der Meinung sind er hätte es nicht verdient? Wann haben Sie sich selbst das letzte Mal etwas geschenkt? Indem Sie sich selbst belohnen zeigen Sie Wertschätzung gegenüber sich selbst. Sie sind es wert belohnt zu werden.

Ihre Taten sind es wert mit einem Geschenk oder einer materiellen Anerkennung gewürdigt zu werden. Dies geschieht nicht grundlos, sondern weil Sie etwas Besonderes gemacht haben. Sie haben etwas Tolles geleistet und das verdient Anerkennung.

Wenn Sie sich selbst belohnen sollten, Sie darauf achten, dass Sie später keine negativen Folgen davontragen. Manche Menschen belohnen sich nach einem arbeitsreichen Tag gerne mit einem Feierabend Bier.

Das ist meiner Meinung nach auch in Ordnung, wenn man gerne Bier mag. Wenn es allerdings regelmäßig nicht bei diesem einen Bier bleibt, so könnte man negative Folgen in Form von einer Gewichtszunahme, oder sogar einer Alkoholabhängigkeit bekommen. Je nachdem wie viel und wie lange man trinkt. Es ist daher wichtig, dass Sie unterscheiden zwischen langfristigen und kurzfristigen Folgen einer Belohnung.

Am besten sind meiner Meinung nach Belohnungen die nichts (oder wenig) kosten und frei verfügbar sind. Ich meine damit zum Beispiel einen Sonnenuntergang bewundern, Ruhe im Park oder Garten, ein angenehmes Bad, etwas Leckeres zu essen, ein Gespräch mit Freunden oder der Familie und so weiter.

Man kann sich auch belohnen, indem man zum Beispiel auch einmal zeitig zu Bett geht. Wenn Sie ausgeschlafen am nächsten Morgen aufwachen, haben Sie mehr Kraft und fühlen sich glücklicher als unausgeschlafen.

Das ist an und für sich logisch, allerdings in unserer heutigen, hektischen und Technik versessenen Zeit oft schwierig umzusetzen. Es gehört schlichtweg mit zur Selbstliebe dazu und ist essenziell, im Falle das man sich Gutes tun möchte.

Hierzu gehört auch Belohnung zum Beispiel durch einen Spaziergang oder eine sportliche Aktivität. Wenn Sie der Meinung sind, dass dies keine Belohnungen sind, so sollten Sie vielleicht ihre Lebensgewohnheiten hinterfragen oder sich fragen was Sie an einem Spaziergang quält. Was hindert Sie daran, sich sportlich zu aktivieren oder früh ins Bett zu gehen?

Es gibt tatsächlich eine Fülle an Dingen oder Aktivitäten, die man tun kann und die einem gleichzeitig auch Gut tun. Auch was das Wissen betrifft, kann es eine Belohnung sein, wenn man sich ein neues Buch gönnt oder einen Kurs an der Volkshochschule besucht.

Das kann zum Beispiel auch ein Kochkurs sein, bei dem man neue Menschen kennen lernt und gleichzeitig etwas über die Ernährung erfährt.

Die Frage ist auch, wann man sich was schenkt. Also das wann und was spielen eine große Rolle.

Sie können sich immer selbst belohnen, wenn Sie eine Aufgabe erfolgreich gemeistert haben oder etwas geschafft haben, dass Sie sich vorgenommen hatten. Wichtig ist dabei auch sich Ziele zu setzen, die man leicht erreichen kann.

Zu leicht sollten Sie allerdings auch nicht sein, da sonst die Belohnungen irgendwo witzlos sind. Es braucht hier eine realistische Einschätzung des Schwierigkeitsgrades. Wenn die Ziele zu einfach sind oder Sie sich zu häufig belohnen kann es geschehen, dass die Belohnung ihren Reiz verliert.

Damit dies nicht geschieht, sollten Sie sich vorher überlegen, wann Sie ein Ziel oder eine Aufgabe erreicht haben. Machen Sie dies nicht abhängig von anderen Faktoren. Sie müssen mit dem Ergebnis zufrieden sein und Sie entscheiden wann ein Ziel für Sie erreicht ist.

Auf der anderen Seite dürfen Ziele auch nicht zu schwer sein. Sie sollten daher Acht geben, dass Sie die Herausforderungen nicht zu hoch setzen. Man darf hier nicht zu idealistisch an die Sache herangehen.

Oftmals sind es gerade die kleinen Erfolge, die man würdigen muss. Besonders zu Beginn des Aufbaus eines gesunden Selbstwertgefühls.

Und die Frage stellt sich auch nicht nur wann man sich belohnen sollte, sondern auch mit was? Bitte fertigen Sie eine Liste an auf der zehn Dinge stehen, die kein oder wenig Geld kosten und die Ihnen dennoch Gut tun.

Wichtig ist, dass die Belohnung unmittelbar erfolgt. Wenn Sie heute etwas Großartiges erreicht haben, so sollten Sie sich auch heute dafür belohnen. Es macht wenig Sinn, wenn Sie jetzt einen wunderbaren Erfolg hatten sich aber erst in 14 Tagen dafür belohnen.

Belohnung muss immer sofort sein. Oder zumindest so schnell wie möglich. Man kann auch Belohnungen aufschieben allerdings ist die Wirkung deutlich höher, wenn die Belohnung kurzfristig erfolgt.

Warum ist diese Technik so effektiv? Das liegt ganz einfach daran das mit Belohnung und Bestrafung verhalten aufgebaut werden kann. Die ganze Erziehung funktioniert so.

Man gibt dem Kind einen Lutscher, wenn es etwas Tolles gemacht hat und einen „Klaps" wenn es sich daneben verhalten hat. Bei einem Hund ist es ganz genauso.

Die Psychologie nennt es Verhaltensmodifikation. Die Wirksamkeit ist mehrfach ausreichend wissenschaftlich bestätigt und belegt worden.

Wenn Sie also sich selbst belohnen - und Belohnungen sind besser als Bestrafungen - so können Sie ein Verhalten aufbauen, das Sie auf Dauer erfolgreich macht.

Zusätzlich zeigen Sie sich selbst gegenüber Wertschätzung und Anerkennung. Genau das brauchen Sie, wenn Sie der Meinung sind zu wenig Selbstwert zu haben. Bestrafungen sind übrigens deswegen überhaupt nicht gut, da sie zu Vermeidung führen.

Hier kommen wir auch zum nächsten Punkt. Die Blickrichtung oder die Formulierungen.

Zusammenfassung:

- gönnen Sie sich etwas Gutes, immer dann, wenn Sie Ihrer Meinung nach, etwas Gutes getan haben
- Menschen, die sich lieben belohnen sich
- finden Sie heraus was Ihnen gut tut und womit Sie sich belohnen können, ohne später negative Konsequenzen davon zu haben

Technik 3:

Ziele formulieren

Sie können schlechtes vermeiden oder Gutes anstreben. Vermutlich denken Sie, dass das dasselbe ist. Dies ist vermutlich oberflächlich betrachtet auch das gleiche. Sie kennen die Geschichte mit dem halbvollen und dem halbleeren Glas und die Frage worin der Unterschied besteht?

Ob das Glas halbvoll oder halbleer ist, ist rein wissenschaftlich betrachtet egal, denn bei einem 250 ml Glas sind es 125 ml. Das Ergebnis ist das gleiche. So zumindest naturwissenschaftlich betrachtet.

In der Geisteswissenschaft ist es jedoch völlig unterschiedlich, ob Sie das halbvolle Glas oder das halbleere Glas betrachten. Warum es für Sie sinnvoller ist das halbvolle Glas anstelle des halbleeren Glases zu nehmen, möchte ich Ihnen nun im Folgenden erläutern.

In der Psychologie kann man unterscheiden zwischen Defizit Orientierung und Ressourcen Orientierung. Sie können entweder schauen wie Sie ein Defizit wieder herstellen zum Beispiel der Mangel an Selbstvertrauen oder aber eine Ressource zu erhalten oder zu steigern, wie beispielsweise Selbstvertrauen zu steigern.

Wenn man nun versucht ein Defizit zu beheben so richtet man seinen Blick auf all das, was nicht vorhanden ist. Man sieht alles das, was nicht gut läuft. All das Negative, Fehlerhafte und Unvollständige ist im Fokus dieser Art der Wahrnehmung. Auf der anderen Seite bei einer ressourcenorientierten Sichtweise richtet sich der Fokus auf das Positive, Förderliche und Hilfreiche einer Verhaltensweise.

Dies gilt übrigens nicht nur bei Verhaltensweisen, sondern auch in allen anderen Angelegenheiten. Was würde Ihnen Ihrer Meinung nach nun besser gefallen? Ihre Fehler zu analysieren? In Ihren Wunden herumzubohren?

Vielleicht etwas Salz hinein streuen damit Sie merken, wo es weh tut? Was nicht gut läuft? Oder würde es Ihnen helfen zu wissen was Sie alles schon Gutes tun, wie toll Sie sind in manchen

Bereichen, was Sie dazu gebracht hat erfolgreich zu sein und was Ihnen dabei weiterhilft?

Ich persönlich arbeite immer ressourcenorientiert. Man sagt, wer suchet der findet. Und ich bin der Meinung, wenn ich nach negativen Suche dann finde ich auch etwas Negatives.

Mit Sicherheit ist das so. Und mit Sicherheit geht es nicht nur mir so. Doch hilft mir das Negative? Genauso ist es auch, wenn ich etwas Positives sehen möchte, so sehe ich dann auch etwas Positives, weil es immer beides gibt.

Beide Realitäten, das halbvolle und das halbleere oder das Positive und das Negative, sind immer gleich vorhanden.

Die Formulierung der Ziele sollten also positiv sein, weil der Blick auf das Positive hilft, die Dinge ganz einfach ausgedrückt positiver zu sehen. Und das ist es ja was wir wollen.

Anstelle zu sagen ich möchte nicht mehr traurig sein, könnte man sagen ich will mehr glücklich sein. Anstelle zu sagen ich möchte nicht mehr unzufrieden mit mir sein, könnte man sagen ich möchte zufriedener mit mir sein.

Anstelle zu sagen ich möchte weniger einsam sein, könnte man sagen ich möchte mehr Gesellschaft haben. Sie sehen es ist gar nicht so schwer.

Man muss bei einer ressourcenorientierten Betrachtung einfach auch mal schauen, was man wirklich möchte und nicht wie so häufig, was man nicht möchte.

Je konkreter ein Ziel formuliert ist, desto klarer ist es. Je klarer ein Ziel ist, umso leichter fällt es uns es zu erreichen. Oftmals hilft es sich auch einfach mal bewusst zu machen, wenn man das Wort nicht oder die Vorsilbe „un-" verwendet.

Zusammenfassung:

- **positive Formulierungen helfen dabei Positives zu erreichen**
- **machen Sie sich Ihre Sprache und Wortwahl bewusst**
- **richten Sie Ihren Blick auf positive Dinge**

Technik 4

Stärken definieren

Machen Sie doch mal eine Liste mit Ihren positiven Charaktereigenschaften? Was sind Ihre Stärken?

Was wissen Ihre Freunde an Ihnen zu schätzen? Was können Sie besonders gut? Was tun Sie besonders gern? Womit können Sie anderen Menschen eine Freude machen? Wie können Sie anderen Menschen helfen?

Wenn Sie Schwierigkeiten haben eine Liste anzufertigen auf denen zehn Stärken stehen, machen Sie sich bitte nicht sofort verrückt.

Bleiben Sie ruhig und gelassen. Schreiben Sie einfach auf was Ihnen in den Sinn kommt ganz egal, ob dies zutrifft oder nicht. Im ersten Schritt schreiben Sie einfach auf, ohne die Begriffe zu bewerten.

Man nennt diese Technik der Sammlung von Begriffen auch Brainstorming. Im zweiten Schritt nach dem Brainstorming erfolgt in der Regel die Bewertung und eine Gruppierung der genannten Begriffe. Sie können hier zum Beispiel ähnliche Begriffe zusammenfassen.

Sollten Sie Schwierigkeiten haben das Ihnen etwas einfällt, fragen Sie Menschen, die Ihnen gut gesonnen sind und die Sie gut genug kennen.

Wenn Sie keine Menschen in Ihrem Umfeld kennen, die Ihnen hierbei behilflich sein können, so kommt später in diesem Buch ein Abschnitt, indem Sie lernen können, wie Sie schnell ein positives Umfeld bzw. einen neuen, positiven Freundeskreis aufbauen können.

Sie können aber auch eine Traumreise machen, um Kontakt zu Ihren Stärken herzustellen und um Ihre Ressourcen, Ihre Kraftquellen zu finden. Machen Sie es sich dabei gemütlich und legen Sie sich dazu in eine bequeme Position hin. Schließen Sie die Augen atmen Sie ruhig und tief.

Achten Sie darauf das ihr Handy lautlos geschaltet ist und sorgen Sie, wenn möglich dafür, dass Sie von niemandem gestört werden.

Traumreise:

Schließen Sie nun Ihre Augen und stellen Sie sich vor Sie stehen vor einer Treppe. Diese Treppe führt Sie zu einem angenehmen Ort Ihrem Wohlfühlort. Sie steigen die Treppe hinauf und legen alles was Sie stört auf den Stufen der Treppe ab. Wenn Sie der Treppe entlang gehen kommen Sie zu einem Ort, an dem Sie sich sehr wohl fühlen.

Dieser Ort soll nur mit guten Erfahrungen verknüpft sein. Sollte in Ihrer Vorstellung etwas Störendes auftreten so verändern Sie den Ort in Ihrer Fantasie oder wechseln den Ort komplett. Nehmen Sie sich die Zeit, die Sie brauchen um diesen Ort möglichst angenehm zu gestalten.

Versuchen Sie sich an eine Situation zu erinnern in der Sie tiefe innere Freude erlebt haben. Wann haben Sie das letzte Mal etwas geschafft worauf Sie so richtig stolz waren? Was war das?

Beschreiben Sie es. Versuchen Sie sich an eine Fähigkeit zu erinnern, die Ihnen dabei geholfen hat. Welche Fähigkeit mag das gewesen sein? Lassen Sie sich Zeit, um sich an den Moment der Freude und der Stärke zu erinnern.

Beschreiben Sie welche Bilder welche Gedanken welche Gefühle oder auch Körperempfindungen jetzt auftauchen. Versuchen Sie zu dieser Freude eine Brücke aufzubauen. Stellen Sie sich ein Bild für diese Freude und Stärke vor. Dies kann zum Beispiel eine Schatzkiste sein.

In dieser Schatzkiste befindet sich ein Schatz. Dieser Schatz ist Ihre Freude. Gehen Sie nun in der Traumreise weiter und stellen Sie sich eine andere Situation aus einem anderen Bereich in der Sie eine Freude oder Stärke erlebt haben.

Versuchen Sie sich auch hier an die Fähigkeit zu erinnern, die Ihnen dabei geholfen hat. Lassen Sie sich dabei Zeit für die Erinnerungen.

Versuchen Sie auch jetzt zu beschreiben welche Bilder, Gedanken, Empfindungen usw. bei der Erinnerung daran auftauchen.

Stellen Sie sich vor wie Sie diese Freude als Schatz in die Schatzkiste hineinpacken. Machen Sie diese Übung noch ein drittes Mal und packen Sie diese positiven Eindrücke auch in die Schatzkiste.

Wenn Sie fertig sind so nehmen Sie die Schatzkiste in die Hand und gehen die Treppe vom Anfang der Traumreise wieder hinab und nehmen diese Schatzkiste oder die Schatzkiste in Ihren Händen mit.

Dies kann mit angenehmen und leichtem, glücklichen, unbeschwerten Gefühlen kombiniert werden.

Im Anschluss an diese Traumreise schreiben Sie bitte auf, welche drei Schätze Sie mitgenommen haben. Dies ist ganz wichtig. Schreiben Sie es sich auf. Dadurch dass Sie schreiben, beschäftigen Sie sich noch einmal ganz bewusst damit, wie gut Sie in Wahrheit sind und was Sie alles Gutes bereits erfahren haben.

Wie wichtig das Schreiben ist, wird im nächsten Kapitel noch deutlicher.

Wichtig dabei ist, dass Sie sich immer bewusst machen, dass Sie diese drei Stärken in sich haben und dass diese Stärken immer für Sie verfügbar sind. Egal was geschieht, niemand kann Ihnen das Positive, welches Sie ganz allein erlebt haben, nehmen.

Selbstverständlich müssen dies nicht nur drei Begriffe sein. Sie können selbstverständlich auch mehrere Stärken haben als nur drei. Das gleiche gilt auch für positive Erlebnisse. Es ist allerdings ganz gut, wenn man sich zunächst auf drei Aufzählungen beschränkt.

Zusammenfassung:

- machen Sie sich bewusst, wo Ihre persönlichen Stärken liegen
- schreiben Sie diese Stärken auf und fertigen Sie eine Liste an
- eine Traumreise kann Sie dabei auf interessante Gedanken bringen
- Freunde und Familie können Ihnen dabei helfen Auskunft zu geben

Technik 5

Das Glückstagebuch und die Glücksbohnen

In der Psychologie, insbesondere in der Verhaltenspsychologie, ist es eine bewährte Technik, wenn man ein neues Verhalten erlernen möchte, ein Tagebuch zu führen, indem relevante Inhalte noch einmal durch das Schreiben bewusst gemacht werden.

Wenn man zum Beispiel mit dem Rauchen aufhören möchte,

so hilft es aufzuschreiben, wie viele Zigaretten man geraucht hat. Man schreibt dabei in eine Spalte die Uhrzeit in eine andere Spalte das Gefühl, das man jeweils hatte und eventuell auch was man dabei erlebt hat bzw. was der Auslöser war.

Auf diese Weise setzt man sich bewusst mit dem Rauchen auseinander und es ist zwar seltsam und vielleicht nicht ganz logisch nachvollziehbar aber wissenschaftlich bewiesen worden, dass man dadurch weniger raucht.

Das Gleiche gilt für alle anderen, negativen Angewohnheiten. Ob dies zu viel Schokolade essen ist oder Alkohol trinken und so weiter.

Man kann sogar lernen, wie man sparsamer lebt und sich sein Geld besser einteilt, wenn man ein Haushalts-Tagebuch führt.

Genauso, wie man unangenehme Gewohnheiten trainieren kann, kann man aber auch positive Verhaltensweisen antrainieren.

Zum Beispiel Glück oder Dankbarkeit bewusst wahrzunehmen.

Warum ist Glück oder Dankbarkeit für ein gesundes Selbstwertgefühl so bedeutsam?

Man sagt in der Regel danke, wenn man etwas bekommen hat oder anders formuliert drückt man auch mit Dankbarkeit in gewisser Form seine Wertschätzung aus.

Wie zuvor beschrieben ist es von Bedeutung sich selbst Wert zu schätzen und sich Gutes zu tun.

Insofern ist eine dankbare Haltung lediglich eine logische Konsequenz.

Um dankbar zu sein braucht man auch gar nicht viel. Wenn Sie einmal beobachten was in Ihrer Umgebung geschieht, werden Sie rasch erkennen wie sehr Dankbarkeit und positive Gefühle miteinander verknüpft sind.

Bei der Übung Glückstagebuch, kann man aufschreiben wann man dankbar war, wenn man etwas Gutes erlebt hat. Das kann sehr viel sein: ein Vogel, der ein schönes Lied trällert, eine Blume am Wegrand die schön blüht, Sonnenschein, ein angenehmer Wind, ein kühlendes Getränk, ein leckeres Essen, ein nettes Gespräch mit dem Nachbarn, ein spannender Film, ein interessantes Buch, eine tolle Nachricht, ein Bad, gesund zu sein, ein Telefonat, ein schönes Lied im Radio, ein

Lächeln, das man geschenkt bekommt, das Glück seine Lieblingssocken anzuziehen, usw..

Gründe für Glück und Dankbarkeit gibt es in Hülle und Fülle in unserer Umgebung und in uns. Wir müssen lediglich den Blick darauf ausrichten und uns dies mehr in das Bewusstsein rufen.

Dies geschieht zum Beispiel über das Führen eines Glückstagebuchs. Hier reichen zwei Spalten: eine Spalte für die Uhrzeit und eine Spalte in der das jeweilige Erlebnis/Ereignis/Anlass der Freude hineingeschrieben wird. Sicherlich ist es nicht so einfach dieses konsequent umzusetzen.

Aller Anfang ist schwer, aber es lohnt sich. Hier verrate ich Ihnen noch einen besonderen Trick den ich hin und wieder praktiziere:

die Glücksbohnen.

Auf der Internetseite www.gluecksbohnen.de finden Sie eine praktische Anleitung zu einer Achtsamkeitsübung, die den Blick auf Glück und Dankbarkeit schärft.

Die Glücksbohnen Erfinder tun übrigens auch gutes mit den Glücksbohnen. Sie unterstützen Menschen mit Demenz und erforschen die Musiktherapie bei Demenz. Ein Blick auf die Seite lohnt sich allemal. *(Die Seite war in letzter Zeit oft im Ruhemodus, hoffentlich ist sie bald wieder verfügbar)*

Die Technik mit den Glücksbohnen ist so simpel wie effektiv. Zu den Glücksbohnen gibt es eine kleine Geschichte, die ich Ihnen im Folgenden erzählen möchte:

„Es war einmal ein Bauer, der im ganzen Dorf bekannt war, dass er ständig lächelte und fröhlich war. Irgendwann einmal kamen die Dorfbewohner zu ihm und fragten ihn, was denn das Geheimnis seines Glücks sei. „Warum lächelst du so oft und bist nie traurig?" Wollte ein junges Mädchen wissen.

Er erwiderte ihr: „Nun, weißt du, das Geheimnis liegt in den Glücksbohnen!". „Glücksbohnen?", fragte das Mädchen erstaunt. „Ja. In den Glücksbohnen." Antwortete er und fuhr fort: „ich habe immer drei Bohnen bei mir.

Wenn ich frühs aus dem Haus gehe stecke ich sie mir in die linke Hosentasche. Jedes Mal, wenn mir etwas Tolles passiert oder ich mich über irgendetwas freue, möge es noch so klein sein, dann stecke ich eine Bohne von der linken Hosentasche in die rechte Hosentasche.

Am Abend, wenn ich zu Hause angekommen bin, setze ich mich bei einer Tasse Tee auf meinen Sessel und nehme die Bohnen aus der rechten Hosentasche heraus, schaue sie mir an und erinnere mich an jeden einzelnen Moment, an dem ich mich gefreut habe.

So kann ich mich zweimal freuen - einmal jetzt und einmal später." Das junge Mädchen lächelte und nickte.

Diese Übung ist in der Tat schon wissenschaftlich untersucht worden.

Die positive Psychologie hat bestätigt, dass durch das Fokussieren auf positive Emotionen das Glücksempfinden nachhaltig verbessert wird. Sie fühlen sich automatisch besser, wenn Sie das positive das Sie erleben bewusst erleben.

Insofern ist eine achtsame Haltung von Vorteil. Mit den Glücksbohnen kann man wunderbar die Technik des Glückstagebuchs kombinieren. Und diese Geschichte drückt es eigentlich schon aus, der Vorteil liegt darin, dass man sich zweimal damit auseinandersetzt.

Einmal unmittelbar in dem Moment, indem man es erlebt hat und einmal gedanklich zu einem späteren Zeitpunkt, wenn man die Glücksbohne betrachtet bzw. das Erlebte im Tagebuch niederschreibt.

Man braucht hierzu auch nicht unbedingt Glücksbohnen. Es reichen auch drei Steine, Murmeln, Muscheln oder andere Gegenstände die klein und handlich sind.

Selbstverständlich können Sie auch mehr als drei Glücksbohnen nehmen.

Diese Übung kommt aus der positiven Psychologie. Die positive Psychologie ist eine relativ junge Strömung der Psychologie.

Sie beschäftigt sich vordergründig mit der Frage, was den Menschen gesund sein lässt und was nicht, wie die klinische Psychologie mit der Frage, was den Menschen krank macht.

Wie im Kapitel zuvor beschrieben, sind die Formulierungen und die Wortwahl extrem wichtig, ob man nun ressourcenorientiert oder defizitorientiert an sich arbeiten möchte.

Ein weiterer Vorteil dieser Übung ist ganz offensichtlich, dass man dieses Glückstagebuch auch einmal an grauen Tagen hervorholen kann und nachlesen kann, was man alles Tolles und Gutes erlebt hat. Insofern kann dieses Buch ein richtig gutes Trostpflaster oder sogar eine kleine Schatzkiste sein.

Oft ist es so, dass Gefühle unsere Wahrnehmung beeinträchtigen und wenn man sich mies fühlt, erscheint einem öfters mal die ganze Welt als ungerecht oder schlecht. Man muss sich das so vorstellen wie beim Verliebtsein oder dem Liebeskummer.

Entweder sieht man durch die rosarote Brille und alles ist schön oder im negativen Fall beim Liebeskummer ist alles grau und trüb und sogar das Lieblingsessen schmeckt nicht mehr so recht.

Wenn man dann sich einmal anschaut, was man alles schon Gutes erlebt hat, so wird einem deutlich, dass diese momentane negative Gefühlsregung nur vorübergehend ist.

Nach jedem Regen kommt auch einmal wieder die Sonne und man kann so einen Schauer einfacher überstehen, indem man sich das Glückstagebuch anschaut.

In der positiven Psychologie gibt es auch eine Übung die sich „Four-Evening-Questions" nennt.

Hier fragt man sich selbst am Abend, im Bett bevor man schläft, noch einmal vier Fragen, was alles am Tag gut gelaufen ist bzw. womit man zufrieden war.

Hier ist es so, dass man dadurch scheinbar besser schläft und schönere Träume hat, weil man sich unmittelbar vor dem Schlafen mit positiven Ereignissen, die man reell erlebt hat, auseinandersetzt.

Generell soll man vor dem Schlafengehen darauf achten, dass man mit positiven Gefühlen ins Bett geht. Ein gesunder Schlaf-Rhythmus ist ebenso wichtig, wie eine gesunde Ernährung und ausreichende Bewegung.

Zusammenfassung:
- Gefühle beeinträchtigen die Wahrnehmung
- ein Tagebuch schreiben hilft, sich bewusst mit positiv Erlebten auseinander zu setzen
- man richtet seinen Blick auf das Positive und nimmt Positives künftig häufiger wahr
- Glücksbohnen helfen dabei, Glück und Dankbarkeit zweimal erleben zu können
- Das Glückstagebuch hilft Ihnen auch in schlechten Zeiten, indem man sich an Gutes erinnern kann
- Die Technik ist simpel und effektiv

Technik 6

Die Umwelt gestalten und Freunde finden

Konfuzius sagt: *„Zeige mir deine Freunde und ich sage dir, wer du bist."* Diese Weisheit macht deutlich, dass die Umwelt einen Einfluss auf uns hat.

Es ist ein häufiges Phänomen bei Jugendlichen. Zum Beispiel,

dass innerhalb eines Freundeskreises ähnliches Vokabular verwendet wird.

Man kleidet sich ähnlich, um die Zugehörigkeit zueinander oder zu der Gruppe auszudrücken.

Nun muss man wissen, dass dies im positiven wie auch im negativen Sinne zutrifft. Wenn man sogenannte Freunde hat, die Alkohol konsumieren so fällt es sicherlich schwer, keinen Alkohol zu konsumieren.

Die Wahrscheinlichkeit mitzutrinken oder mitzuhalten ist sehr groß. Das gleiche gilt für das Rauchen oder andere Drogen.

Im positiven Sinne ist es auch so, wenn man zum Beispiel Freunde hat, die Sport machen oder sich in einer christlichen Gemeinde engagieren.

Hier fällt es sicherlich auch leichter bei diesen Aktivitäten mitzumachen. Ich rate vielen meiner Klienten sich mit dem Besuch einer christlichen Gemeinschaft anzufreunden. Auch wenn man nicht an Gott glaubt, so sind Christen in der Regel gute Menschen.

Mag sein, dass es auch hier Ausnahmen gibt allerdings sehe ich ein christlich geprägtes Umfeld positiver als ein Umfeld in dem Menschen Drogen konsumieren oder zum Beispiel Musik mit gewaltverherrlichenden Texten hören. Es hat auch damit zu tun, dass Menschen sich gegenseitig wertschätzen und sich zeigen wie wichtig man ist.

Man braucht keine Angst zu haben, wenn man sich mit Christen anfreunden möchte. In der Regel sind diese Menschen sehr offen, wenn man sich für ihren Glauben interessiert.

Wenn man nun ein Problem mit der christlichen Religion hat, ist das natürlich total OK, denn jeder

Mensch sucht sich seine eigene Lebensrichtung aus. Dies war auch nur ein Beispiel.

Ich möchte hier zu keinem Zeitpunkt Stellung beziehen, sondern nur den Gedankengang führen, mit einem von mir gewählten Beispiel.

Ich denke, es ist auch nicht gut Religionen wie ein Paar Schuhe zu wechseln oder sich nach Belieben auszusuchen.

Aber dies ist meine persönliche Meinung und ich toleriere auch andere Weltansichten. Man kann sich zum Beispiel auch Freunde suchen, die sich künstlerisch engagieren. Sei es durch Musik, Theater oder Kunst.

Es gibt auch die Pfadfinder oder andere Naturschutz-Vereine, bei denen man Mitglied werden kann. Sie können sich auch politisch in einer Partei engagieren oder auch in Nichtregierungsorganisationen versuchen die Gesellschaft zu verändern.

Im Prinzip ist jede Vereinigung, sei es eine politische Partei oder eine religiöse Gruppierung froh, wenn er Nachwuchs bekommt und von daher ist dies eine tolle Möglichkeit neue Menschen kennen zu lernen und seine Umwelt bzw. sein soziales Umfeld zu verändern.

Sie haben immer die Wahl und die Kraft die Entscheidungen zu treffen, mit wem Sie Ihre kostbare Zeit verbringen möchten. Denken Sie an die vorhergehenden Kapitel.

Sie entscheiden mit wem, Sie was tun möchten.
Wenn Sie jemand ablehnt oder Ihnen blöd
kommt, so rate ich Ihnen folgendes: Überlegen Sie
Ihren Anteil am Geschehen, was haben Sie hierzu
beigetragen aber bleiben Sie hier bei der
Überlegung unbedingt sachlich und versuchen Sie
nicht emotional zu sein.

Wenn Sie tatsächlich nichts getan haben so ist Ihr
Gegenüber vielleicht einfach ein Idiot. Sie können
Ihren Gegenüber nun verzeihen und versuchen
darüber hinwegzusehen und die Kränkung nicht
persönlich zu nehmen.

Sollte dies in Zukunft bei der gewissen Person
öfter vorkommen so können Sie diese Person auch
darauf ansprechen und zur Rede stellen. Bleiben
Sie hier bitte auch sachlich und nennen Sie
konkrete Beispiele wann diese Personen Sie Ihrer

Meinung nach gekränkt hat und geben Sie der Person genügend Zeit zu antworten.

Stellt sich nun raus, dass diese Person wirklich sich nicht damit auseinandersetzen möchte oder kann, so rate ich Ihnen diese Person aus Ihrem Freundeskreis zumindest vorübergehend zu streichen. Sie sind doch ein toller Mensch, der es verdient hat, mit tollen Menschen umgeben zu sein. Und tolle Menschen sind- um es einfach ausdrücken- nett zueinander.

Im Prinzip ist es wirklich so einfach. Anders ausgedrückt lassen Sie allen Ballast fallen und schauen Sie, dass Sie sich ein gutes gesundes Umfeld aufbauen. Man muss sich also auch von Menschen trennen, die einem dauerhaft Schaden zufügen.

Dabei spielt es keine Rolle, ob diese Menschen einem direkt schaden, indem sie verletzend sind oder ob sie Ihnen indirekt Schaden, indem sie, Sie bei Ihrer Entwicklung aufhalten und bei Ihrer Entfaltung im Weg stehen.

Manche Menschen können jemanden blockieren, indem sie Fantasien und Träume zerstören, Wünsche ausreden und einem auch indirekt damit schaden und es dabei vermeintlich auch noch gut meinen. Sie sollten bei solchen Vorkommnissen einen kritischen Blick dafür entwickeln und genau betrachten welche Vorteile diese Person hat.

Auf der anderen Seite erlebe ich es auch oft, dass Menschen mit einem geringen Selbstwertgefühl sich mit anderen „Losern" umgeben, um von ihrer vermeintlichen Schwäche abzulenken. Wenn man Menschen in der Umgebung hat, die selbst

Probleme haben, kann man sich unter Umständen auch als stärkerer Mensch erleben.

Dies ist allerdings nur ein kurzfristiger Erfolg. Auf lange Sicht bringt einem das nicht weiter. Man übernimmt vielleicht auch noch negative Verhaltensweisen und man hat es sehr schwer sich weiterzuentwickeln. Denken Sie dabei an den Spruch *"Gleich und Gleich gesellt sich gern!"*.

Bei der Frage, welches Umfeld ist gut und gesund antworte ich Ihnen ganz einfach: „Gut ist, was gut tut". Und dies nicht nur kurzfristig wie beim Kick eines Drogenrausches, sondern auch langfristig was Ihre Gesundheit betrifft. Sie sollten nach Möglichkeit die Menschen aussuchen, die Sie als Vorbilder sehen und die bereits ein gesundes, glückliches und erfolgreiches Leben führen.

Ein Merkmal, an denen man dies erkennt, ist zum Beispiel, ob mit Problemen

bzw. Herausforderungen konstruktiv umgegangen wird. Ein konstruktiver Umgang versucht immer die Situation zu verbessern oder den Konflikt zu lösen.

Jetzt können Sie sich fragen, was Sie machen möchten, wenn Sie einen Konflikt haben. Wollen Sie diesen Konflikt lösen oder möchten Sie ihn vor sich herschieben? Soll ein Streit latent wie ein Vulkan brodeln und beim nächsten kleinen Anlass explodieren? Es tut Ihnen sicherlich auch besser, wenn Konflikte aus der Welt geschafft werden, indem sie gelöst werden.

Dies ist sicherlich nicht einfach, aber es lohnt sich. Wenn Sie also ein konstruktives Umfeld haben so ist dies Ihrem Selbstwertgefühl extrem dienlich.

Dies gilt zum Beispiel auch dafür, wenn Sie einmal ein Problem haben, dass Sie jemanden haben mit dem Sie darüber reden können.

Je mehr Menschen man hat und je offener man über seine Sorgen sprechen kann, desto leichter fällt es Probleme zu lösen.

Man kann seinen Blickwinkel ändern und seine Sichtweisen ablegen, wenn man mehrere Meinungen zu einem Thema gehört hat. Aber eines muss man sich auch im Klaren sein, zu viele Köche können den Brei verderben und eines jeden Menschen recht getan ist eine Kunst, die niemand kann.

Was ich damit sagen möchte, ist, es kann unter Umständen auch schwierig sein, wenn man zu viel verschiedene Meinungen zu einem Thema hat.

Welches ist dann die richtige? Nun, ich denke richtig und falsch ist immer eine subjektive Frage.

Was für den Einen richtig, ist kann für den Anderen falsch sein und was für den Anderen falsch ist, ist eventuell für den Einen richtig. Insofern geht es darum Entscheidungen zu treffen, die man in erster Linie für sich selbst vertreten kann.

Wenn Sie Menschen aussuchen, die Ihre Vorbilder sein sollen, so sollten Sie realistisch bleiben und sich selbst Geduld geben. Setzen Sie sich nicht unter Druck und schränken Sie sich nicht so sehr damit ein, dass Sie ein Ideal verfolgen, wie nur wenige echte Menschen sind oder sein können. Es geht immer um den Kern und das Wesentliche.

Sie dürfen bei der ganzen Bedeutung, die ein gesundes soziales Umfeld mit sich bringt, niemals vergessen, dass Sie die Hauptperson sind. Machen Sie sich daher nicht so sehr abhängig von anderen Menschen.

Wenn einmal ein Kontakt nicht zustande kommt oder ein Treffen platzt, so blicken Sie positiv nach vorne, richten Sie Ihren Blick in die Zukunft und bleiben Sie zuversichtlich und gelassen, dass alles so geschehen wird, wie Sie sich es wünschen. Denken Sie dabei an die Technik wie man Ziele formuliert.

Wenn Sie sich zu sehr unter Druck setzen, oder versuchen zwischenmenschliche Erlebnisse zu erzwingen, werden Sie mit Sicherheit scheitern.

Zusammenfassung:

- man braucht Freunde die einem guttun
- man kann schnell und leichter neue Freunde in einem Verein, einer Partei, einer Gruppe, einer Kirche -Gemeinde oder einem Kurs finden
- man kann und muss sich von Menschen trennen, die einem dauerhaft schaden
- Die Menschen, die man als Vorbild haben möchte, sollten einen umgeben
- erzwingen Sie keine zwischenmenschlichen Erlebnisse

Technik 7

Die Umwelt positiv gestalten

Um sich selbst gegenüber Wertschätzung auszudrücken so ist es meiner Meinung nach auch richtig seine physische Umgebung auch schön zu gestalten. Es hilft zum Beispiel sein Zimmer oder seine Wohnung/Haus aufzuräumen oder eine neue Farbe an der Wand.

Je nachdem, was Sie brauchen damit Sie sich in Ihrer Wohnung zum Beispiel wohlfühlen. Es hilft manchmal bei Pflanzen die vertrockneten Blätter wegzuzupfen oder überhaupt sich Pflanzen anzuschaffen.

Wenn man sich um die Zimmerpflanzen regelmäßig kümmert, so hat man auch ein positives Gefühl der Selbstwirksamkeit. Dadurch, dass Sie sich um Pflanzen kümmern zeigen Sie sich selbst, dass Sie wertvoll sind und dass das was Sie tun gut ist. Sie sollten dabei einfach nicht zu viel oder zu wenig gießen und die Pflanzen nicht zu dunkel stehen haben.

Ihr Gärtner des Vertrauens kann Ihnen dabei sicherlich einige Tipps geben. Die meisten Zimmerpflanzen sind sehr robust und schwer kaputt zu bekommen oder sie sind nur für kurze Zeit schön und sind (leider) wegwerf-Pflanzen. Dies trifft vor allem bei Zimmerpflanzen zu, die blühen. Ich rate Ihnen daher Grünpflanzen anzuschaffen.

Mit ein paar Pflanzen in der Wohnung können Sie Ihr Zuhause wunderschön gestalten. Manche Pflanzen sind so dankbar und vermehren sich selbst, sodass Sie auch anderen Menschen eine Freude machen können, indem Sie Zimmerpflanzen nach dem Umtopfen verschenken. Vergessen Sie Ihr Argument Sie hätten keinen grünen Daumen, denn das ist Quatsch.

Man braucht lediglich ein bisschen Beobachtungsgeschick und darf es nicht mit dem Gießen übertreiben. Eine Pflanze vertrocknet lieber, als dass sie verfault.

Es gibt allerdings neben Zimmerpflanzen auch andere Möglichkeiten sich das Zuhause schön zu gestalten. Eine Decke, die man sich über die Couch legt, kann einem schon das Gefühl geben man hat eine neue Couch. Zumindest farblich ist dann der Eindruck so.

Man kann neue Bilder aufhängen oder alte Bilder in einen neuen Rahmen tun. Man kann die Wand streichen oder die Tapete wechseln, sich einen Teppich anschaffen oder wechseln oder man kann die Möbel umstellen.

Möbel umzustellen ist übrigens eine tolle Taktik für einen Neuanfang. Besonders, wenn man sich von einer Partnerin oder einem Partner getrennt hat, stellen die meisten Menschen ihre Möbel um oder gehen zum Friseur.

Wichtig ist bei den Möbeln, dass es Ihnen gefällt. Wenn Ihnen Ihre Wohnung also jetzt schon so gefällt wie sie ist dann gratuliere ich Ihnen. Dann können Sie dafür dankbar sein und sich darüber freuen.

Was auch oft hilft, ist es einfach einmal aufzuräumen und den alten Mist wegzuschmeißen. Man sagt nicht umsonst, wie das Zimmer eines Menschen ausschaut, so schaut es auch in seiner Psyche aus.

Es ist zumindest wissenschaftlich erwiesen, dass man sich in einem sauberen Umfeld viel wohler fühlt. Sie drücken Ihre Selbstliebe damit aus, dass Sie sagen: „ich bin es mir wert in einer sauberen Umgebung zu leben."

Denken Sie dabei vielleicht an Schweine, welche in einem Saustall leben. Schweine fühlen sich dabei wohl, Sie allerdings nicht.

Wenn Sie sich zu Hause eine schöne Umgebung gezimmert haben, so ist dies Ihre Oase in der Wüste. Ihr Rückzugsort vom stressigen Alltag und Ihr Platz,

an dem Sie sich erholen können. Es fängt immer bei einem selbst an also auch in der eigenen Wohnung.

Nebenbei hat man auch noch den Effekt, dass man sich nicht schämen braucht, wenn man mal Besuch bekommt und dass man auch spontan mal jemanden einladen und empfangen kann.

Das Zimmer aufzuräumen oder etwas in der Wohnung schöner zu gestalten, kann auch eine Aufgabe sein, mit der Sie sich, wie zuvor beschrieben, selbst belohnen können.

In diesem Sinne haben Sie sogar zweimal eine Belohnung: Einmal das schönere Umfeld und einmal das was Sie sich herausgesucht haben.

Zusammenfassung:

- **eine schöne Wohnung hilft sich wohl zu fühlen**
- **sich zu Hause wohl zu fühlen, hilft sich in der Welt wohl zu fühlen**
- **Zimmerpflanzen sind eine einfache Methode**
- **Gäste können einfach empfangen werden**

Technik 8

Sich selbst pflegen

Man drückt seine Selbstliebe im Übrigen nicht nur mit einer sauberen Wohnung aus, sondern auch damit, dass man sich selbst pflegt. Sich selbst zu pflegen kann übrigens auch schon eine Belohnung sein. Sie tun sich etwas Gutes, wenn Sie zum Beispiel toll duften.

Sicherlich dürfen Sie es nicht mit Parfüm oder Deo übertreiben, sondern eher in dem Sie sich ein angenehm riechendes Duschgel oder Shampoo kaufen und benutzen. Wichtig ist in erster Linie, dass Ihnen dieser Duft gefällt.

Denken Sie nicht daran was könnte anderen Menschen vielleicht für ein Duft gefallen, sondern achten Sie darauf, dass Sie sich mit dem Duft wohlfühlen. Ich persönlich mag Lavendel sehr gerne. Lavendel hat auch einen beruhigenden Effekt und hilft zu entspannen.

So kann ich zum Beispiel nach einem anstrengenden Tag eine Dusche nehmen und fühle mich danach erholt und stark für neue Aufgaben.

Duschen oder Baden ist nur eine Sache wie man sich selbst pflegen und belohnen kann. Neben Zähneputzen, Nägel schneiden und Waschen sind auch die Körperhaare ein Kriterium.

Sich schön frisieren und dafür zu sorgen, dass die Haare nicht fettig ausschauen oder nicht durcheinander liegen (es sei denn, es ist bewusst als Stilmittel so gewollt) ist einfach wichtig, wie man auf seine Umwelt wirkt.

Denken Sie bitte an das Kapitel, dass ich zuvor beschrieben habe, wie Sie sich einen positiven Freundeskreis aufbauen.

Andere Menschen machen dies auch und würden Sie vielleicht nicht ansprechen,

wenn Sie schlampig ausschauen.

Ihnen würde sicher etwas entgehen, wenn Sie das nicht machen, aber das würden Sie nicht wissen, weil Sie es nicht erfahren werden. Wenn Sie sich ordentlich kleiden und nach außen gut wirken so ist die Wahrscheinlichkeit groß, dass Menschen Sie gerne ansprechen und gerne in Ihrer Nähe sein werden. Wichtig ist, dass Sie sich wohlfühlen und sich nicht verstellen.

Sie müssen dazu keine Markenkleidung tragen und auch nicht der neuesten Mode frönen. Um glücklich zu sein brauchen Sie das nicht. Sie brauchen nur sich selbst um Glück zu empfinden. Allerdings ist es schöner das Glück zu teilen.

In diesem Sinne ist es wichtig, sich schön zu kleiden und sich zu pflegen. Sie drücken damit bewusst oder unbewusst aus, dass Sie sich Ihrem Wert bewusst sind. Sie sind kein Schlamper und kein Verlierer. Was die Kleidung betrifft, sollten Sie auch immer schauen, dass dies den Umständen entsprechend passt.

Darüber hinaus sollten Sie auch Acht geben, dass Ihre Kleidung sauber ist und keine Flecken hat.

Was man auch nicht vernachlässigen darf, ist immer zu überprüfen ob man vielleicht unter den Armen geschwitzt hat und ob das Oberteil stinkt.

Was im Übrigen auch wichtig bei der Außenwirkung und nicht zu unterschätzen ist, ist Ihre Körperhaltung. Die beste Verpackung nützt nichts, wenn Sie wie ein Häufchen Elend wirken. Dies geht ganz einfach, indem Sie Ihre Schultern zusammensacken lassen und den Blick nach unten richten.

Wenn Sie nicht erfolgreich sein möchten dann empfehle ich Ihnen auch nicht den Blickkontakt. Anders ausgedrückt, sorgen Sie für eine gerade Körperhaltung, einen aufrechten Gang und halten

Sie Blickkontakt. Wenn Sie die Hand geben drücken Sie leicht zu und vermeiden Sie einen zu schwachen Händedruck- am besten Sie versuchen so zuzudrücken wie Ihr gegenüber.

Wenn Sie sitzen vermeiden Sie es die Arme zu verschränken und nehmen Sie die Hände aus den Hosentaschen. Im Übrigen strahlen Sie sehr viel aus, wenn Sie lächeln.

Wenn Sie in einer Gesellschaft sind und nicht lächeln können, so hilft es vielleicht sich diese Menschen ohne Kleidung vorzustellen. In manchen Fällen ist es aber auch besser sich das nicht vorzustellen.

Zusammenfassung:

- Menschen, die sich selbst lieben, pflegen sich selbst
- Menschen, die gepflegt wirken, werden besser von Anderen wahrgenommen
- angemessene, saubere Kleidung und Körperhaltung
- sauberer Haarschnitt, guter Duft, Blickkontakt, Lächeln verstärkt Ihre Außenwirkung positiv
- Menschen, die positiv wahrgenommen werden, finden schneller Freunde und sind beruflich und privat erfolgreicher

Technik 9

Mut zur Lücke

Bitte verstehen Sie diese Technik nicht als Aufruf zur Untätigkeit.

Ich möchte Sie keinesfalls ermutigen, sich mit zu wenig zufrieden zugeben. Mit Mut zur Lücke möchte ich Sie zu etwas mehr Gelassenheit und Geduld ermuntern.

Was man nämlich auf keinen Fall unterschätzen darf, ist der eigene Perfektionismus. Dabei ist es doch der eigene Perfektionismus, der gerade viele Menschen daran hindert zufrieden zu sein.

Viele Menschen können sich selbst nicht lieben, weil sie mit sich selbst nicht zufrieden sind. Es ist so einfach, wenn man diesen Idealismus einmal ablegt. Wer sagt, wie etwas sein muss? Wer sagt wie Sie zu sein haben?

Wer bestimmt dies? Sie oder jemand anderes? Na ich hoffe doch, dass Sie bestimmen. Sie entscheiden über sich und Ihr Leben. Sie haben Ihr Glück in der Hand.

Wenn jemand anderes entscheidet, so haben Sie entschieden, dass er entscheiden darf.

In diesem Fall hoffe ich, dass Sie es sich entweder gut überlegt haben,

oder sich wieder selbst entscheiden

zu entscheiden. Ich persönlich möchte auch das alles ideal ist. Ich möchte auch das alles perfekt ist.

Allerdings habe ich erkannt, dass es perfekt ist, wenn es für mich perfekt ist. Und perfekt sein heißt für mich auch das manche Dinge nicht 100-prozentig sein müssen.

Bevor ich mich zum Beispiel verrückt mache, weil ich kein sauberes T-Shirt habe und ich vielleicht von der Außenwelt als schlampig wahrgenommen werde und ich deswegen das Haus nicht verlasse, so denke ich mir, dass es mir egal ist, wie mein T-Shirt ausschaut. In diesem Fall muss ich darüber stehen und mir selbst gegenüber nachgeben.

Wenn jemand mich auf mein schmutziges T-Shirt anspricht, so schäme ich mich dafür nicht, sondern ich stehe dazu. Ich habe mich dazu entschieden das schmutzige T-Shirt anzuziehen, weil es besser ist als gar nicht aus dem Haus zu gehen. Natürlich ist dies nicht optimal und zum Glück auch nicht der Regelfall.

Ein gesundes Selbstbewusstsein muss mit den eigenen Unzulänglichkeiten, den eigenen Schwächen und Lücken umgehen können. Man kann ja gar nicht perfekt sein. Irren ist menschlich und jeder Mensch macht Fehler.

Muss man den Menschen dafür verurteilen? Oder muss man jemanden streng ins Gericht nehmen? Mut zur Lücke hilft auch mit Niederlagen positiv umzugehen. Man kann zum Beispiel in der Schule auch froh sein, wenn man eine drei oder eine vier hat, weil es schließlich besser ist als eine fünf oder eine sechs.

Und selbst wenn man eine fünf oder eine sechs hat, so ist dies nur eine Note von vielen. Bitte verstehen Sie mich nicht falsch. Mut zur Lücke zu haben bedeutet nicht, sich auf seinen Fehlern auszuruhen oder nichts an sich zu verändern. Mut zur Lücke zu haben heißt trotz Niederlagen nach vorne schauen zu können.

Es bedeutet vielmehr sich nicht an vergangene Missgeschicke oder Problemen aufzuhalten, da man diese nicht verändern kann. Es bedeutet auch nicht sich einzuschränken, was die Zukunft betrifft.

Man kann sich immer weiterentwickeln und immer besser werden. Was gut ist entscheiden Sie.

Der eigene Perfektionismus kann sich zum Beispiel auch in Form von Prüfungsangst äußern. Dadurch, dass man sich so sehr unter Druck setzt und ein gutes Ergebnis möchte, kann genau das Gegenteil geschehen. Es kann zu einem Blackout kommen und man kann komplett versagen, obwohl man sehr viel gelernt hat und sehr viel weiß.

Oft denkt man sich hinterher, wie das passieren konnte und man hat doch alle Fragen beantworten können. Wenn Sie Prüfungsangst haben, so fragen Sie sich, ob dies an Ihrem Perfektionismus liegen kann. Im Übrigen drückt sich dies auch aus, wenn man schüchtern ist.

Vielleicht hat man zu hohe Ansprüche an Andere oder an sich selbst und vielleicht sind es auch genau diese Ansprüche die einem Steine in den Weg legen.

Was mir als Künstler extrem dabei hilft, ist es jedes Bild als Übung für das Nächste zu betrachten. Jedes Bild, welches ich male, ist eigen. Es hat wunderschöne Elemente, die mir sehr gut gefallen und es hat auch Ecken und stellen die mir weniger gut gelungen sind.

Darüber hinaus würde dieses Bild niemals fertig werden, wenn ich immer versuchen würde es perfekt zu machen. Ich würde ständig von vorne anfangen müssen und das Bild würde, dann auch komplett anders ausschauen als es jetzt ist.

Weil ich jedes Bild als eine Übung für das nächste Kunstwerk betrachte, schaffe ich es eine Vielzahl von Bildern zu malen und dabei immer besser zu werden. Schönheit liegt übrigens auch im Auge des Betrachters und so finden manche meiner Freunde Bilder schön, die ich zum Beispiel nicht gelungen finde.

Ich bekomme Lob und Anerkennung Kunstwerke, bei den ich mich frage, was daran schön ist, weil ich der Meinung bin, dass dies oder das Bild mir viel besser gelungen ist.

Insofern ist es auch sehr interessant zu beobachten, wonach manche Menschen urteilen und dies lässt sich auch auf alle anderen Lebensbereiche übertragen. Nicht immer ist das, was ich für perfekt halte für jemanden Anderen wichtig.

Durch meinen eigenen Perfektionismus könnte so viel unnötig gemacht werden, was ich gar nicht machen brauch,

um für jemand anderen sozusagen gut zu sein. Bei meiner Masterarbeit musste ich mich auch eingrenzen, obwohl das Thema so spannend war und ich musste dort auch lernen, dass man nicht alles machen kann.

So ist es auch bei allem Anderen was wir Menschen machen. Und letzten Endes entscheide ich, ob ich zufrieden bin mit dem Ergebnis.

Und ich persönlich bin zufrieden, wenn ich ein Ergebnis habe. Ich selber weiß genau, dass ich mein Bestes gebe, auch wenn es nicht immer gut genug ist. Übrigens ist es ja so mit dem ganzen Leben: Sicher hätte ich in der Schule besser sein können und ein Einser-Abitur schaffen können.

Hier kommen wir aber zu Kapitel eins zurück wo man die Dinge, die man nicht mehr ändern kann zu akzeptieren lernt.

Das ist so wichtig, dass ich dem vorliegenden Buch ein ganzes Kapitel gewidmet habe.

Zusammenfassung:

- **der Perfektionismus kann einem Schaden und zu hohe Ideale können hinderlich sein**
- **Gelassenheit, ist eine Stärke**
- **weniger, ist manchmal mehr**
- **Sie sind es wert sich Zeit zu lassen - haben Sie Geduld**
- **vergeben Sie sich selbst und seien Sie nachsichtig denn Sie sind Ihr bester Freund**

Technik 10

Aus Fehlern lernen

Wenn ich zum Beispiel als Musiker auf die Bühne gehe, so habe ich eins gelernt: man kann sich mal verspielen und man kann auch mal aus dem Takt herauskommen - man darf nur eines nicht machen und das ist aufhören zu spielen.

Man kann es auch anders ausdrücken, indem man sagt hinfallen ist keine Schande nur liegen bleiben oder noch deutlicher ist, der Spruch man kann unter Wasser tauchen aber nicht unter Wasser bleiben. Wichtig ist also bei Niederlagen nicht aufzugeben, sondern positiv nach vorne zu blicken.

Dadurch, dass Sie aus Fehlern lernen, zeigen Sie, dass Sie sich selbst lieben und wertschätzen. Es hat daher auch mit Selbstliebe zu tun, sich selbst zu vergeben und nachsichtig zu sein. Machen Sie hierzu folgende Übung:

DIE SPIEGEL-ÜBUNG:

Stellen Sie sich vor einem Spiegel und sagen Sie sich: „*Du und ich, wir zwei sind die besten Freunde. Wir machen alles zusammen. Du bist toll, so wie du bist. Ich mag dich. Sicher machst du auch Fehler.*

Die machst du aber nicht absichtlich, sondern nur, weil du gerade nicht weißt, dass du einen Fehler machst. Würdest du das wissen, würdest du es mit Sicherheit anders machen. Deswegen mag ich dich so. Sei nicht zu hart zu dir selbst. Du bist gut."

Mein Vater hat es mit dieser Spiegel-Übung sogar geschafft, mit dem Rauchen aufzuhören. Er hat sich jedes Mal, wenn er das Verlangen nach einer

Zigarette hatte, sich vor einen Spiegel gestellt und gesagt „du und ich wir beide schaffen das".

Warum sollte diese Übung nicht auch helfen, ein positives Selbstwertgefühl zu entwickeln. Wenn Sie an sich zweifeln oder sich unsicher sind, dann können Sie sich auch vor einen Spiegel stellen und sich sagen „du und ich, wir beide, wir schaffen das!".

Sollten Sie es nicht schaffen was Sie sich vorgenommen haben, so wissen Sie, dass Sie aus Ihren Fehlern lernen können und dies auch dürfen. Erlauben Sie es sich einfach. Wer sagt, man muss perfekt sein? Jeder Meister fängt klein an.

Ich habe zum Beispiel einmal Taekwondo gelernt und es war wirklich schwierig am Anfang bei den

Übungen mitzuhalten. Bei meinem Tanzkurs zur Hochzeit später war es das Gleiche.

Man hat so perfekte und schöne Abläufe, aber zwei linke Füße, die einfach nicht das machen was man möchte. Jedoch wurde es immer besser - Schritt für Schritt. Es wurde besser, weil ich geübt habe und aus meinen Fehlern gelernt habe. Wer sagt eigentlich, dass das im Leben nicht anders als bei einem Tanzkurs sein soll?

Übung macht den Meister. Und zur Übung gehört es dazu, Fehler zu machen und daraus zu lernen. Sich selbst zu verbieten Fehler zu machen, mag zwar ethisch oder moralisch durchaus verlockend sein, hilft Ihnen aber auch nicht weiter, wenn Sie doch einen Fehler gemacht haben.

Wo gehobelt wird da fallen Späne. Lassen Sie also Ihr Selbstwertgefühl nicht darunter leiden, dass mal etwas nicht so geklappt hat, sondern seien Sie zuversichtlich, dass Sie daraus lernen und es künftig besser machen werden. Ich möchte Sie dazu bewegen, dass Sie sich nicht ärgern, wenn Sie einen Fehler gemacht haben.

Ärger bringt Sie nämlich nicht nach vorne und kostet viel Energie. Wenn manchmal etwas schiefläuft, ist es möglicherweise auch gar nicht Ihre Schuld gewesen.

Erfolgreiche Menschen neigen dazu, bei Misserfolgen die Fehler in Ihrer Umgebung zu suchen und bei Erfolgen machen sie sich selbst dafür verantwortlich. Bei Menschen mit einem geringen Selbstwertgefühl ist es genau umgekehrt:

wenn etwas gut läuft, dann liegt es an der Umwelt, die es vermeintlich gut meint, wenn etwas schlecht läuft, dann ist man selbst Schuld gewesen.

Wie eingangs erwähnt, ist es immer gut sich selbst zu hinterfragen, allerdings darf man sich dabei nicht zu lange mit der Fehleranalyse aufhalten und sich zu sehr fertig machen.

Verurteilen Sie sich nicht zu hart, denn Sie wissen ja es ist noch kein Meister vom Himmel gefallen.

„Aus Fehlern wird man klug, drum ist einer nicht genug!"

Dieser Spruch hat mich Zeit meines Lebens begleitet. Man könnte auch sagen: *„Irren ist menschlich"*. Und meiner Meinung nach ist Vergebung auch menschlich.

Wenn Sie sich nun fragen, wieso ich so häufig mit Redewendungen komme, so hat es damit zu tun, dass Sie sehen wie weit diese Erkenntnisse und Weisheiten verbreitet sind. Insofern möchte ich Ihnen mit der letzten Zusammenfassung dieses Buches einige Redewendungen abschließend mit auf den Weg geben.

Die Übung lautet: Fragen Sie sich selbst, wie diese Sprichwörter mit einer positiven Fehlerkultur Ihr Selbstwertgefühl positiv beeinflussen werden.

Zusammenfassung:

- **„aus Fehlern wird man klug, drum ist einer nicht genug"**

- „es ist noch kein Meister vom Himmel gefallen"
- „Übung macht den Meister"
- „steter Tropfen höhlt den Stein"
- „Kleinvieh macht auch Mist"
- „es gibt nichts Gutes, außer man tut es"

Schlusswort

Abschließend möchte ich Ihnen danken, dass Sie sich die Zeit genommen haben die Techniken durchzulesen. Sie können Ihr Selbstwertgefühl und Ihre Liebe zu sich selbst steigern, wenn Sie diese Techniken berücksichtigen. Es reicht dabei völlig aus, wenn Sie sich zunächst einmal auf ein oder zwei dieser Techniken konzentrieren.

Es ist egal welche dieser Techniken Sie zuerst anwenden da, diese unabhängig voneinander sind. Hier gibt es auch kein richtig und falsch, denn alles ist ein Prozess.

D.h. es ist eine Entwicklung, die Sie selbst steuern und begleiten. Ich möchte Sie ermutigen, an sich zu arbeiten und diesen Weg Schritt für Schritt zu gehen. Sie sind es wert.

Sie sind es sich wert. Sie sind es sich schuldig sich selbst Gutes zu tun.

Sie sind für sich verantwortlich und Sie können und dürfen sich entwickeln. Haben Sie Geduld und seien Sie nachsichtig mit sich, stellen Sie sich vor Sie sind Vater oder Mutter und gleichzeitig das Kind.

Was würde ein liebendes Elternteil zu seinem Kind sagen? Was würde ein liebendes Elternteil seinem Kind raten? Seien Sie selbst das liebende Elternteil. Suchen Sie sich eine schöne Umgebung. Was hält Sie an dem Ort, an dem Sie sind? Denken

Sie aber daran, vor sich selbst können Sie nicht weglaufen.

Sie können aber die Umwelt für sich lebenswert und liebenswert gestalten und Sie sind es sich wert in einer schönen Welt zu leben. Niemand bestraft Sie und zwingt Sie zu einem Hundeleben. Sie sind es sich auch Wert, von netten Menschen umgeben zu sein, wenn Sie selbst nett zu anderen Menschen sind. So wie Sie anderen begegnen, begegnet Ihnen die Umwelt.

Das Äußere ist dabei wie ein Spiegel. Haben Sie Mut und seien Sie optimistisch. Blicken Sie nach vorne und akzeptieren Sie Dinge, die Sie nicht mehr ändern können.

Haben Sie das Wissen und die Zuversicht aus Fehlern lernen zu können und die Dinge in

Zukunft anders und besser zu gestalten. Haben Sie den Mut und gönnen Sie sich die Zeit, die Sie brauchen um sich weiter zu entwickeln.

Sie selbst sitzen am Steuer Ihres Autos und lenken Ihr Fahrzeug ans Ziel Ihrer Wahl - sinnbildlich gesprochen. Sie entscheiden, wie schnell und wohin die Reise geht. Sie entscheiden, wer Sie begleitet.

Ich wünsche Ihnen für Ihren Weg, Ihre Reise, Ihre Entwicklung von ganzem Herzen nur das Allerbeste und hoffe Ihnen weitergeholfen zu haben.

Leoni Herzig

Haftungsausschluss und Impressum

Der Inhalt dieses Buches wurde mit sehr großer Sorgfalt erstellt und geprüft.
Für die Richtigkeit, Vollständigkeit und Aktualität des geschriebenen kann jedoch keine Garantie gewährleistet werden.

Sowie auch nicht für Erfolg oder Misserfolg bei der Anwendung des gelesenen.
Der Inhalt des Buches spiegelt die persönliche Meinung und Erfahrung des Autors wider.
Der Inhalt sollte so ausgelegt werden, dass er dem Unterhaltungszweck dient.
Er sollte nicht mit medizinischer Hilfe verwechselt werden.

Juristische Verantwortung oder Haftung für kontraproduktive Ausführung oder falsches Interpretieren von Text und Inhalt wird nicht übernommen.

Impressum
Autor: Leoni Herzig
Vertreten durch:
Markus Kober
Kreuzerwasenstraße 1
71088 Holzgerlingen
markus.kkober@gmail.com

Alle Bilder und Texte dieses Buchs sind urheberrechtlich geschützt.
Ohne explizite Erlaubnis des Herausgebers, Urhebers und Rechteinhabers sind die Rechte vor Vervielfältigung und Nutzung dritter geschützt.

www.ingramcontent.com/pod-product-compliance
Lightning Source LLC
Chambersburg PA
CBHW020441220526
45464CB00002B/803